Najla BAHLOUL

Tratamento da dor oncológica nos idosos

Najla BAHLOUL

Tratamento da dor oncológica nos idosos

ScienciaScripts

Imprint

Any brand names and product names mentioned in this book are subject to trademark, brand or patent protection and are trademarks or registered trademarks of their respective holders. The use of brand names, product names, common names, trade names, product descriptions etc. even without a particular marking in this work is in no way to be construed to mean that such names may be regarded as unrestricted in respect of trademark and brand protection legislation and could thus be used by anyone.

Cover image: www.ingimage.com

This book is a translation from the original published under ISBN 978-620-6-72435-3.

Publisher:
Sciencia Scripts
is a trademark of
Dodo Books Indian Ocean Ltd. and OmniScriptum S.R.L publishing group

120 High Road, East Finchley, London, N2 9ED, United Kingdom
Str. Armeneasca 28/1, office 1, Chisinau MD-2012, Republic of Moldova, Europe
Printed at: see last page
ISBN: 978-620-8-31114-8

1.INTRODUÇÃO

Apesar das suas muitas consequências adversas para a funcionalidade, a saúde emocional e a qualidade de vida das pessoas que dela sofrem, a dor continua a ser subtratada nos idosos, em todos os contextos de prestação de cuidados [1]. Apenas 34% dos idosos que vivem em casa com dor contínua recebem um analgésico, dos quais apenas 9% são tratados com um opióide [1]. Os doentes idosos com dores músculo-esqueléticas têm mais probabilidades de serem tratados com um anti-inflamatório não esteroide (AINE) e menos probabilidades de receberem um opióide do que os doentes mais jovens com dores semelhantes [2]. Os doentes idosos também têm menos probabilidades de receber analgésicos quando se apresentam no serviço de urgência [3] ou em ambulatório [2] ou no pós-operatório de fracturas da anca [4]. O problema é ainda mais grave nos lares de idosos, onde cerca de 25% dos doentes com dor contínua não recebem qualquer analgésico [5, 6], 16% são tratados com um opióide "fraco" e apenas 3% recebem um opióide "forte" [6]. Quando são prescritos, os analgésicos são muitas vezes administrados "conforme necessário", apesar da presença de dor contínua [6]. Os doentes muito idosos e os doentes com défices cognitivos correm um maior risco de tratamento sub-ótimo da sua dor [1,4, 5]. Com o envelhecimento, a dor pode contribuir para um declínio progressivo da reserva fisiológica e para o aumento da fragilidade [7].

A dor persistente pode estar associada a uma função física deficiente, quedas, anorexia, perturbações do sono, depressão e ansiedade, agitação e delírio, bem como a uma função cognitiva deficiente [8].

Por outro lado, muitos idosos funcionam bem apesar da dor persistente, e o grau em que a dor interage com a sua função está largamente relacionado com as comorbilidades biopsicossociais [9].

2. ABORDAGEM GERAL

A dor persistente é definida como a dor que persiste para além do tempo de cicatrização previsto, ou durante pelo menos três a seis meses [10]. As pessoas idosas podem subnotificar a gravidade da dor devido a ideias erradas de que a dor é parte integrante do envelhecimento [11] ou a receios de dependência [12]. A coexistência de deficiências sensoriais (por exemplo, deficiências visuais e/ou auditivas) e/ou cognitivas também pode complicar a avaliação da dor no doente idoso.

2.1. Questionamento

A prescrição de um tratamento eficaz começa com uma entrevista que :
- define os parâmetros afectados pela dor e a gravidade do seu impacto;

- destaca as principais comorbilidades que contribuem para a dor ou influenciam os efeitos do tratamento;

- identifica os objectivos do tratamento [13].

A entrevista identifica as principais co-morbilidades médicas, psicológicas e sociais que podem contribuir para a dor e/ou ter um impacto na resposta ao tratamento.

É essencial documentar com exatidão e de forma abrangente o impacto da dor na função da pessoa idosa. As respostas às perguntas seguintes ajudarão a determinar o impacto da dor no idoso e, por conseguinte, os principais resultados do tratamento [14] :

- Qual é a intensidade da sua dor (atual, pior ou média) em comparação com a semana passada?

- Durante a última semana, em quantos dias não conseguiu fazer alguma das seguintes actividades?

O que é que gostaria de fazer em relação à sua dor?

- Na última semana, com que frequência a dor interferiu com a sua capacidade de cuidar de si, por exemplo, tomar banho, comer, vestir-se e usar a casa de banho?

- Na última semana, com que frequência a dor afectou a sua capacidade de realizar tarefas domésticas, como fazer compras, preparar refeições, pagar contas e conduzir?

- Com que frequência participa em actividades agradáveis, como encontros com amigos ou viagens?

- Durante a semana passada, com que frequência a dor interferiu com estas actividades?

- Na última semana, com que frequência é que a sua dor interferiu com a sua capacidade de fazer exercício?

- A dor interfere com a sua capacidade de pensar claramente?

- A dor interfere com o seu apetite? Perdeu peso?

- A dor interfere com o seu sono? Quantas vezes na última semana?

- A dor afectou a sua energia, o seu humor, a sua personalidade ou as suas relações com os outros?

- Na semana passada, com que frequência tomou analgésicos?

-Como classificaria a sua saúde neste momento? Excelente, boa, razoável ou má?

2.2. Exame físico

Para além da avaliação dos sinais vitais normais (temperatura, pressão arterial, frequência respiratória, pulso), a função cognitiva, a mobilidade e o equilíbrio devem ser avaliados nos doentes idosos com dor persistente. A avaliação da mobilidade é importante devido à possibilidade de quedas causadas pela dor ou por determinados analgésicos.

2.3. Imagiologia

A patologia degenerativa é comum em doentes idosos com ou sem dor [15]. Por conseguinte, os exames radiológicos devem ser limitados aos doentes em que o interrogatório e o exame físico sugerem uma doença que requer uma intervenção especializada (osteoartrose da anca, canal lombar estreito).

2.4. Identificação dos factores físicos que contribuem para a dor persistente

Um princípio fundamental da medicina geriátrica é que a patologia pode tornar o doente vulnerável a outros factores de stress e que esses factores de stress podem ser os alvos do tratamento e não a própria patologia [16]. Por exemplo, um doente com lombalgia pode ter uma doença degenerativa da coluna vertebral, mas o alvo do tratamento pode ser a depressão coexistente.

A dor miofascial, a dor lombar crónica, o canal lombar estreito e a fibromialgia são as doenças mais comuns e mal diagnosticadas que causam dor persistente nos idosos. A dor persistente nos idosos é frequentemente generalizada. A osteoartrite generalizada e a fibromialgia são duas causas comuns de dor generalizada neste grupo etário. idade. A história e o exame físico podem ajudar no diagnóstico diferencial com outras perturbações de dor multifocal comuns nos idosos [17]. Não foram realizados ensaios aleatórios que examinem a eficácia do tratamento da fibromialgia exclusivamente em idosos.

3. ASPECTOS ESPECÍFICOS DA GESTÃO DA DOR NOS IDOSOS

Para tratar adequadamente a dor nos idosos, é importante conhecer as alterações farmacológicas associadas ao envelhecimento, bem como as alterações específicas na farmacologia dos diferentes analgésicos. O envelhecimento está associado a uma série de alterações farmacocinéticas e farmacodinâmicas. Estas alterações começam geralmente de forma gradual, mas devem ser sempre consideradas aquando da prescrição de medicamentos a doentes com mais de 70 anos.

3.1. Alterações farmacocinéticas

Os dados sobre as alterações farmacocinéticas relacionadas com a idade são limitados, mas alguns autores referiram sistematicamente algumas alterações. Embora a maioria dos estudos tenha sido efectuada em idosos saudáveis, alguns estudos sugerem que as alterações farmacocinéticas e farmacodinâmicas são mais significativas em idosos frágeis do que em idosos saudáveis [18].

3.1.1. Absorção

a-Absorção oral

A secreção gástrica diminui com o envelhecimento em aproximadamente 25% dos indivíduos com mais de 50 anos, levando a um aumento do pH gástrico. Também foram relatadas diminuições da motilidade gastrointestinal, do fluxo sanguíneo esplâncnico, do número de transportadores activos e da área de superfície de absorção [19]. Outros factores, frequentemente encontrados em doentes idosos, podem influenciar a absorção oral de medicamentos: comorbilidades, medicamentos que retardam o trânsito gastrointestinal, obstipação, uso crónico de laxantes, refluxo gastro-esofágico e disfagia [18, 20]. Um abrandamento do esvaziamento gástrico e um aumento do tempo de trânsito podem levar a um atraso na obtenção da concentração plasmática máxima para os medicamentos administrados na forma sólida (cápsulas, comprimidos), mas a fração absorvida permanece a mesma [21]. A absorção de medicamentos administrados na forma líquida não é afetada.

b-Absorção rectal

Atualmente, não existem provas que sugiram uma alteração da absorção. nos idosos.

c-Absorção transdérmica

O envelhecimento está associado a uma redução da hidratação do estrato córneo, da espessura e da elasticidade da pele e do tecido subcutâneo. Isto pode aumentar a função do estrato córneo como barreira para moléculas solúveis em água, mas não afecta as moléculas solúveis em gordura (por exemplo, buprenorfina, fentanil). A biodisponibilidade dos medicamentos administrados por via transdérmica é frequentemente imprevisível em doentes idosos, com uma variabilidade inter-individual significativa [19].

3.1.2. Distribuição

As alterações na distribuição relacionadas com a idade têm um grande impacto na farmacocinética dos medicamentos [19, 22]. O volume de distribuição dos fármacos hidrossolúveis é reduzido, o que aumenta a sua concentração plasmática e exige uma dose mais baixa. Por outro lado, o volume de distribuição dos fármacos lipossolúveis aumenta, o que reduz a sua concentração plasmática e prolonga a sua semi-vida, resultando frequentemente em acumulação [19].

O envelhecimento também está frequentemente associado a uma redução do nível de albumina sérica [23], que é mais frequente na presença de doenças crónicas ou desnutrição, e aumenta a fração livre do fármaco. No entanto, estas alterações só são significativas para os medicamentos com uma taxa de ligação às proteínas superior a 90%, um baixo volume de distribuição e um índice terapêutico estreito [24].

3.1.3. Metabolismo

A massa hepática e o fluxo sanguíneo diminuem com a idade, o que reduz a depuração dos fármacos de elevada depuração. Os dados sobre os medicamentos de baixa depuração são contraditórios, com alguns estudos a sugerir uma diminuição de 20-60% na depuração metabólica intrínseca [25]. A atividade das reacções enzimáticas de fase I (oxidação, redução, hidrólise) parece ser reduzida, enquanto a atividade das reacções de fase II (glucuronidação, acetilação, sulfatação) é preservada [22, 26]. Existem poucos dados sobre as alterações da atividade dos citocromos relacionadas com a idade, mas esta não parece estar significativamente alterada [20].

3.1.4. Excreção renal

A massa renal e a secreção tubular diminuem significativamente com a idade. A filtração glomerular diminui 30-50% aos 80 anos, levando a uma acumulação de fármacos excretados pelos rins. Os níveis séricos de creatinina não são um indicador fiável da função renal nos idosos devido a uma diminuição da massa muscular concomitante com uma diminuição da filtração glomerular [27]. A melhor forma de estimar a função renal e a depuração da creatinina é a fórmula de Cockroft-Gault (embora imperfeita), que tem em conta a idade, o peso, a creatinina sérica e o sexo [28]. No entanto, em doentes idosos, desnutridos e com massa muscular reduzida, esta fórmula pode também sobrestimar a depuração da creatinina.

3.2. Alterações farmacodinâmicas

As alterações farmacodinâmicas associadas ao envelhecimento resultam frequentemente num aumento da sensibilidade dos doentes idosos aos medicamentos e, consequentemente, numa maior frequência de efeitos adversos [29]. Mais especificamente, o aumento da sensibilidade dos receptores colinérgicos torna os pacientes idosos mais susceptíveis aos efeitos adversos dos medicamentos anticolinérgicos, incluindo os antidepressivos tricíclicos. Uma diminuição da homeostase pode explicar a recuperação mais lenta de funções fisiológicas alteradas em doentes idosos, incluindo a normalização da função renal ou da hemoglobina após insuficiência renal aguda ou hemorragia gastrointestinal causada por anti-inflamatórios não esteróides.

4.OBJECTIVOS DO TRATAMENTO

O principal objetivo do tratamento da dor persistente é melhorar a função e a qualidade de vida, minimizando os efeitos adversos do tratamento. A identificação do impacto da dor em todos os aspectos da vida do doente permite ao médico determinar os objectivos do tratamento e avaliar a resposta ao tratamento de uma forma que seja significativa para o indivíduo [30]. Devido à natureza multidimensional da dor persistente, o desaparecimento da dor não é um objetivo realista. Por conseguinte, é importante assegurar que o doente idoso compreenda três princípios gerais nas suas expectativas de uma gestão óptima da dor:

- A dor persistente é multifatorial, exigindo uma abordagem que tenha em conta várias etiologias e que inclua estratégias farmacológicas e não farmacológicas.

- A dor persistente é tratável, com uma melhoria esperada, mas não é curável.

- Embora a dor não seja completamente aliviada, uma melhoria substancial da função é realista [17].

O tratamento eficaz da dor deve ter em conta não só a(s) doença(s) subjacente(s) que contribui(em) para a dor, mas também as comorbilidades do doente, o maior potencial de interações medicamentosas e os factores ambientais: físicos, psicossociais e económicos.

5. TRATAMENTOS NÃO FARMACOLÓGICOS

As técnicas não medicamentosas são recomendadas em sinergia com a terapêutica medicamentosa nos doentes idosos. Esta gestão multimodal evita frequentemente uma escalada arriscada da dosagem nesta população vulnerável. Existem poucos estudos específicos sobre os idosos, como a neuroestimulação transcutânea e a psicoterapia (nomeadamente as terapias cognitivo-comportamentais) [31, 32].

Há também uma presunção de que a acupunctura é eficaz para a dor pós-herpética [33]. A eficácia da hipnose foi demonstrada em indivíduos idosos [34], mas com um Mini Mental State (MMS) > 25 [35]. Uma meta-análise de 2018 que avaliou intervenções psicológicas (ou seja, terapia cognitivo-comportamental isolada ou em combinação com outras terapias) em pacientes idosos (idade média de 72 anos) com dor crónica relatou uma pequena redução na dor sustentada ao longo de seis meses [36]. Os benefícios foram maiores com a terapia de grupo do que com a terapia individual. A eficácia dos tratamentos não farmacológicos não parece ser diferente nos idosos em comparação com outras idades. As recomendações de 2017 do American College of Physicians (ACP) para o tratamento da dor lombar aguda, subaguda e crónica (LBP) recomendam tratamentos não farmacológicos no início do tratamento de doentes com LBP crónica [37, 38].

6. TRATAMENTO FARMACOLÓGICO

Os tratamentos da dor para os idosos são os mesmos que para os doentes mais jovens, mas nem sempre são adequadamente adaptados, geralmente devido à falta de conhecimento das alterações farmacológicas relacionadas com a idade, dos mecanismos fisiopatológicos envolvidos, dos efeitos adversos, das potenciais interações medicamentosas, ou porque a dor não é detectada e os medicamentos psicotrópicos são utilizados demasiado rapidamente, ou porque o doente não compreende [39].

Os analgésicos utilizados no tratamento da dor são classificados classicamente como não opióides e opióides, nos níveis 1, 2 e 3 pela Organização Mundial de Saúde, tendo sido também propostas outras classificações baseadas no mecanismo de ação [40]. Os co-antalgésicos, como os antidepressivos e os antiepilépticos, são particularmente utilizados no tratamento da dor neuropática. Os medicamentos não opiáceos incluem o paracetamol, os anti-inflamatórios não esteróides (AINE), incluindo a aspirina e o nefopam. Os opióides "fracos" incluem a codeína e o tramadol. Os analgésicos de nível 3 (opióides fortes) são indicados imediatamente para dores muito intensas e para dores moderadas a graves que não respondem aos analgésicos de nível 2 (opióides fracos).

6.1. Analgésicos não opiáceos

6.1.1. Paracetamol

Devido à sua boa relação eficácia/tolerância, o paracetamol é frequentemente prescrito como tratamento de primeira linha para as dores ligeiras a moderadas, numa dose máxima de 3 g/dia (500 a 1000 mg de 4 em 4 a 6 horas) nos idosos, onde a prevalência de patologias articulares, nomeadamente a osteoartrose, é muito elevada. Nas pessoas muito idosas ou frágeis, é necessário um ajustamento do peso: abaixo dos 50 kg, a dose máxima é de 3 g/dia e para um peso de 33 kg, a dose máxima é de 2 g/dia [41]. As meta-análises recentes põem em causa a sua eficácia na dor crónica (osteoartrite) [42], bem como a sua tolerabilidade [43, 44]. Os efeitos adversos tradicionalmente relatados são raros (Quadro I) [45]. A sobredosagem aguda pode provocar hepatotoxicidade e mesmo necrose hepática irreversível, sendo o antídoto do paracetamol a N-acetilcisteína. Por conseguinte, o paracetamol deve ser administrado com precaução em casos de desnutrição, infância prolongada, alcoolismo, pós-cirurgia, desidratação e em casos de doença hepática conhecida. No entanto, continua a ser o analgésico de eleição em relação aos AINE nos idosos [46]. Um efeito adverso do paracetamol descrito recentemente diz respeito à sua interação com a varfarina, com risco de hemorragia [47].

A possibilidade de utilizar a via intravenosa (IV) (infusão durante 15 minutos) quando é impossível utilizar a via oral ou quando o doente tem de estar em jejum é uma boa alternativa à dose de 1000 mg (3 g por dia) [48]. Embora o pico sérico seja mais rápido com a administração IV do que com a administração oral, a eficácia é a mesma e é aconselhável voltar à administração oral o mais rapidamente possível.

6.1.2. Anti-inflamatórios não esteróides

Regra geral, os anti-inflamatórios não esteróides (AINE) só devem ser utilizados por um curto período de tempo (por exemplo, uma a duas semanas) durante episódios de aumento da dor nociceptiva [49]. Quando os AINE são necessários nos idosos, o medicamento deve ser selecionado com base nos factores de risco de doença cardiovascular e gastrointestinal. Os AINEs inibem ambas as isoformas 1 (COX-1) e 2 (COX-2) da ciclo-oxigenase. O seu perfil de segurança depende, por conseguinte, da relação de afinidade com estas duas isoformas. A ação preferencial sobre a COX-1 aumenta o risco de complicações no trato digestivo e a ação preferencial sobre a COX-2 aumenta o risco de complicações cardiovasculares [51]. Assim, os efeitos específicos dos AINEs nos idosos são sobre os sistemas digestivo, cardíaco e renal, e o risco de confusão deve ser monitorizado [31]. A dosagem deve ser mantida tão baixa quanto possível durante o período mais curto possível (< 8 dias), com os níveis de creatinina verificados no D5. A coadministração de AINE com aspirina em doses baixas, anticoagulantes orais e inibidores selectivos da recaptação da serotonina (ISRS) aumenta a frequência e a gravidade das perturbações gastrointestinais (hemorragia, ulceração, perfuração) [48].

Numa meta-análise de 2014 de 280 ensaios que compararam os AINE versus placebo e 474 ensaios que compararam os AINE, o risco de eventos coronários e vasculares aumentou com os inibidores da COX-2, o diclofenac em doses elevadas e possivelmente o ibuprofeno, mas o naproxeno não aumentou esse risco [52].

Os AINEs tópicos são recomendados para a osteoartrite do joelho e da mão porque não são inferiores aos AINEs orais e têm um melhor perfil de segurança. Não devem ser co-prescritos com AINEs orais (Fig. 1) [53]. É de salientar que a aspirina para o alívio da dor (recomendação da OMS) não deve ser utilizada nos idosos.

As diretrizes da Sociedade Americana de Geriatria recomendam que os AINEs só devem ser considerados raramente, e com grande cautela, em doentes idosos muito bem selecionados que não tenham obtido alívio com outros medicamentos não opiáceos. [54]. Os inibidores da bomba de protões devem ser prescritos em combinação com AINE e coxibes quando estes são utilizados durante um longo período [54] e os doentes idosos tratados com AINE devem ser reavaliados regularmente para garantir a eficácia e a ausência de toxicidade e interações medicamentosas (Quadro I) [54].

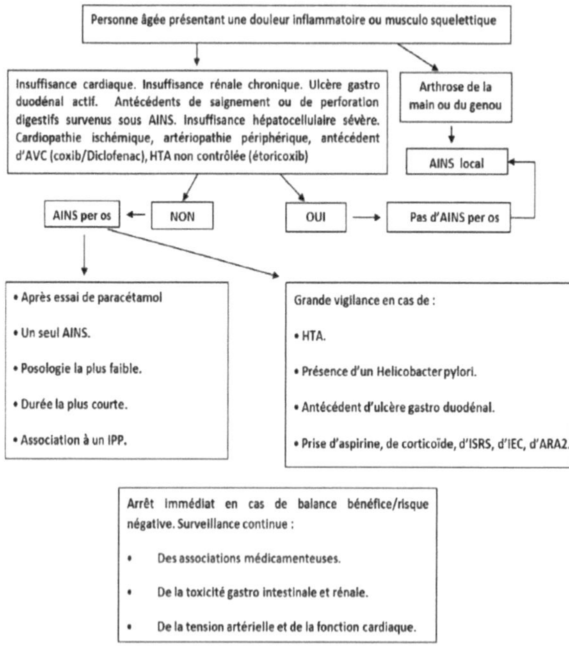

Figura 1: Algoritmo para a utilização de AINEs[39].

6.1.3. Nefopam

O nefopam é um analgésico central não opióide, utilizado principalmente em situações agudas. Não é recomendado para pacientes idosos [55]. Na prática, o nefopam é utilizado principalmente por via oral (off-label), com açúcar, e não existem estudos sobre esta via de administração.

Tabela I: Reacções adversas mais frequentes aos analgésicos não opióides [45].

Analgésique	Effets indésirables les plus fréquents	Précautions et contre-indications
Non-opioïdes		
Paracétamol	• aucun à dose thérapeutique • risque d'hépatotoxicité si dose maximale quotidienne dépassée • risque d'insuffisance rénale chronique avec utilisation prolongée de hautes doses	• ne pas dépasser 3 000 mg/jour lors d'utilisation prolongée • possibilité d'augmenter jusqu'à 4 000 mg/jour à court terme ou si meilleure réponse qu'avec dose plus faible et enzymes hépatiques vérifiés régulièrement
Anti-inflammatoires non-stéroïdiens (AINS)	• gastriques: ulcère gastrique, gastrite • rénaux : insuffisance rénale aiguë, hyperkaliémie • cardiovasculaires: rétention hydrosodée, insuffisance cardiaque, hypertension artérielle, possible augmentation de la mortalité cardiaque	• si utilisation prolongée, favoriser AINS sélectif pour la COX-2 (célécoxib) • prescrire protection gastrique (inhibiteur de la pompe à protons ou misoprostol) • vérifier la fonction rénale et les électrolytes régulièrement si utilisation prolongée

6.2. Opióides fracos

6.2.1. Geral

A seguir ao paracetamol, os opiáceos fracos são os analgésicos mais frequentemente prescritos aos idosos [56, 57]. São recomendados para a dor moderada a grave e quando o paracetamol falhou, nomeadamente no tratamento da dor crónica não oncológica [58]. A sua eficácia é comparável e reconhecida em medicina geriátrica, no entanto, o problema da tolerância leva frequentemente à discussão do seu valor em comparação com doses baixas de opióides fortes. Devem ser respeitadas certas regras específicas para a prescrição de um opióide fraco em medicina geriátrica [39]: -O intervalo entre as doses recomendado para as pessoas com mais de 75 anos deve ser combinado com uma redução da dose no início, utilizando formas galénicas com uma semi-vida curta;

-Todos os três opióides fracos são igualmente eficazes no tratamento da dor nociceptiva. Não há necessidade de privilegiar um em detrimento do outro, para além da habitual relação benefício/risco, das contra-indicações e das co-prescrições.

• a automedicação frequente com paracetamol deve ser comunicada quando o produto é utilizado em combinações fixas fracas de paracetamol e opiáceos

• os efeitos secundários são praticamente idênticos aos dos opiáceos fortes e dependem em grande parte da dose, pelo que devem ser antecipados e evitados, como a obstipação e a retenção aguda de urina, bem conhecidas em medicina geriátrica.

6.2.2. Tramadol

Ao contrário de outros opióides, o Tramadol foi bem estudado em indivíduos idosos. As propriedades farmacocinéticas das formulações de libertação imediata e de libertação prolongada não parecem ser significativamente alteradas [59], mas, de acordo com um estudo, os doentes com mais de 75 anos necessitam de menos 20% da dose do que os doentes mais jovens para um alívio equivalente [59]. Ambas as formulações são igualmente eficazes e bem toleradas em doentes idosos e jovens [59]. Em doentes com dor secundária a osteoartrite do joelho ou da anca, o tramadol de libertação prolongada foi considerado tão eficaz como o diclofenac de libertação prolongada, com uma menor incidência de efeitos adversos graves [60]. Os efeitos secundários são principalmente náuseas/vómitos, tonturas, sonolência, obstipação e hipotensão ortostática [45]. As precauções e contra-indicações são as seguintes:

- não exceder a dose máxima diária de paracetamol se estiver a utilizar uma associação tramadol-paracetamol

-limiar convulsivo reduzido, pelo que está contraindicado em doentes com antecedentes de epilepsia convulsiva

- risco teórico de síndrome da serotonina quando utilizado em doses elevadas em combinação com outros medicamentos que aumentam os níveis séricos de serotonina (por exemplo, SSRIs, SNRIs)

-necessidade de abstinência em caso de mudança para opiáceos

6.2.3. Codeína

A codeína é um pró-fármaco que necessita de ser convertido nos seus metabolitos activos (morfina e norcodeína) pelo citocromo CYP2D6 para exercer a sua atividade analgésica. Na prática, o grande número de fórmulas que combinam a codeína e o paracetamol em diferentes dosagens exige um cuidado especial aquando da sua prescrição, especificando a dose de codeína desejada. Uma dose de 20 mg de codeína é a dose mínima possível a iniciar nos idosos, de 4 em 4 ou de 6 em 6 horas, associada a uma dose suplementar de 500 mg de paracetamol se a eficácia for insuficiente e em função das co-morbilidades (sem exceder 3 g/dia de paracetamol). Se a eficácia for insuficiente mas a tolerância for boa, a dose pode ser aumentada para 30 mg de codeína por dia. A dose máxima é de 180 mg por dia, ou seja, 60 mg de codeína por dose. A forma LP da di-hidro-codeína, duas vezes mais potente do que a codeína, é uma alternativa interessante às doses repetidas de codeína após a titulação [39].

6.3. Opiáceos fortes

Tal como nos doentes mais jovens, os opióides são recomendados nos doentes idosos para o tratamento da dor crónica moderada a grave com impacto funcional ou qualidade de vida reduzida [54, 61]. Quando as recomendações para utilização em idosos são aplicadas, o seu bom manuseamento e tolerância significam que são por vezes preferidos aos opióides fracos ou aos AINE [62, 63]. O risco de dependência é menor do que nos doentes mais jovens e, em todos os casos, muito baixo [64, 65].

6.3.1. Moléculas disponíveis

a- Morfina

A morfina não apresenta alterações na farmacocinética relacionadas com a idade [66]. Uma vez que os metabolitos activos são eliminados pelos rins, a morfina deve ser evitada em doentes com função renal comprometida (TFG <30 mL/min) [66].

É igualmente necessário adaptar a dosagem através da titulação da dose utilizando pequenas doses de morfina de libertação sustentada para a dose de fundo e morfina de libertação normal para os ataques agudos [39].

b- Oxycodone

A oxicodona é o opiáceo forte de eleição nos idosos devido à sua semi-vida curta, à ausência de metabolitos tóxicos e à biodisponibilidade, tanto para as formas de ação curta como de ação prolongada [67].

*c-*Fentanilo transdérmico

Nos idosos, há maiores flutuações na passagem transcutânea, o que torna mais difícil prever a biodisponibilidade [68]. Devido à sua elevada lipossolubilidade, o fentanil é eliminado mais lentamente nos idosos, pelo que o adesivo transdérmico pode ser uma boa alternativa para os doentes com dificuldade de deglutição. Por último, a sua eliminação, que não está ligada ao rim, torna-o uma molécula de eleição na insuficiência renal [63].

d- Hidromorfona

As suas propriedades farmacocinéticas são comparáveis às da morfina, mas é mais bem tolerada em casos de insuficiência renal porque os seus metabolitos têm menos afinidade pelos receptores opiáceos.

*e-*Agonista-antagonista e agonista parcial

A buprenorfina é um agonista parcial dos receptores mu-opióides de alta afinidade que pode ser utilizado com segurança em doentes com insuficiência renal [69] e é principalmente utilizado como terapêutica de substituição. A nalbufina nunca é indicada para a dor crónica.

ƒ- Metadona

Devido à sua solubilidade lipídica e elevada ligação às proteínas, a metadona tem um grande volume de distribuição e uma semi-vida longa e variável, que vai de 8,5 a 120 horas [70]. Estas caraterísticas tornam o ajuste da dose de metadona, especialmente em doentes idosos com reservas limitadas, metabolismo hepático alterado e função renal comprometida. Por estas razões, a metadona deve ser iniciada e aumentada com precaução, por médicos familiarizados com a sua utilização e riscos [54].

6.3.2. Escolha do opióide e da dosagem

A escolha e a dose do opióide dependem da via de administração pretendida (por exemplo, oral ou transdérmica), do tempo de início da ação, da duração da ação, das interações medicamentosas, das co-morbilidades e da suscetibilidade aos efeitos secundários (Quadro II).

As doses recomendadas para iniciar o tratamento com opiáceos fortes [48] :

-15 a 30 mg de morfina oral/dia, ou seja, entre 2,5 e 5 mg por dose, de 4 em 4 horas (ou de 6 em 6 horas se a depuração for inferior a 30 ml/min), ou seja, 7,5 a 15 mg/dia por via subcutânea ou 5 a 10 mg/dia por via intravenosa; ORAMORPH em gotas 1 gota = 1,25 mg,

-10 a 20 mg de oxicodona (uma dose ligeiramente superior à administrada pelo sulfato de oxicodona) morfina) por via oral/dia, 7 a 14 mg/dia por via subcutânea ou IV.

Quadro II: Quadro recapitulativo das doses e da duração da ação dos compostos [48].

Molécules	Dose initiale per os (PO)	Dose sous-cutanée (SC)/jour	Dose intra-veineuse (IV)/jour	Durée d'action	Délai d'action après dose unique ou 1ʳᵉ administration	Durée du chevauchement avec molécule précédente lors d'un relais
Morphine LI	15 à 30 mg/j	7,5 à 15 mg	5 à 10 mg	4 h	45 min PO et SC	–
Morphine LP	20 mg/j	–	–	12 h	4 h	4 h
Oxycodone LI	10 à 20 mg/j	7 à 14 mg/j	7 à 14 mg/j	4 à 6 h	45 min PO et SC	–
Oxycodone LP	10 à 20 mg/j	–	–	12 h	4 h	4 h
Fentanyl patch	Jamais pour initier palier 3	–	–	72 h	12 h	12 h

Em geral, as escolhas razoáveis para os idosos incluem a morfina, a oxicodona, a hidromorfona, o fentanil e a buprenorfina. A maioria dos doentes que sofrem de dor crónica utiliza medicamentos orais. Os doentes que têm dificuldade em engolir podem beneficiar de medicamentos disponíveis na forma líquida (por exemplo, hidromorfona, morfina, oxicodona). Um adesivo transdérmico (por exemplo, fentanil, buprenorfina) também pode ser uma boa alternativa para os doentes com dificuldade em engolir [68]. Tal como acontece com todos os opiáceos de ação prolongada, o adesivo deve ser evitado em doentes não dependentes de opiáceos [71]. Os doentes que sofrem de dor contínua beneficiarão de um tratamento de fundo e da possibilidade de doses de "resgate" em caso de ataques paroxísticos de dor ($1/6^{\text{ème}}$ a $1/10^{\text{ème}}$ da dose diária). Esta possibilidade é útil para as pessoas com disfunção cognitiva, com problemas de memória ou com um prestador de cuidados pouco fiável. Os doentes que tomam opióides de ação prolongada podem sofrer episódios dc dor disruptiva, para os quais podem ser utilizados opióides de ação imediata e de ação prolongada. (Os doentes que tomam opiáceos de ação prolongada podem ter episódios de dor aguda, para os quais podem ser utilizados opiáceos de ação imediata e de ação prolongada. Os doentes com insuficiência renal devem reduzir a dose de opióides (hidromorfona, morfina, oxicodona) ou tomar medicamentos que não sejam eliminados pelos rins (buprenorfina, fentanil, por exemplo). As doses de opiáceos devem ser reduzidas nos idosos e ajustadas lentamente em conformidade, com um controlo rigoroso dos efeitos secundários. Foi sugerido que a dose inicial deve ser reduzida em 25% para um doente de 60 anos (50% para um doente de 80 anos) em comparação com a dose inicial normalmente recebida por um doente de 40 anos, mas com os mesmos intervalos [72]. Os adultos mais velhos têm geralmente uma maior sensibilidade farmacodinâmica aos opióides, mas a elevada variabilidade inter-individual da dose-resposta torna impossível a dosagem plasmática [72]. O fentanil pode ser utilizado em doentes com disfunção renal e hepática ligeira a moderada.

6.3.3. Efeitos indesejáveis

Devido à diminuição das suas reservas fisiológicas, os doentes idosos são mais sensíveis aos efeitos adversos dos opiáceos. Para garantir um controlo adequado da dor, é, por conseguinte, importante procurar sistematicamente a presença de efeitos adversos e, sempre que possível, preveni-los e tratá-los [45]. O impacto será limitado pela aplicação das recomendações de boas práticas geriátricas. No entanto, a ênfase será colocada em :

- Obstipação, que é sistemática e muitas vezes já está presente antes da introdução do opióide, ou que aumenta assim que o opióide é introduzido [39]. A sua frequência é de 30% numa revisão sistemática da utilização de opiáceos para o tratamento da dor crónica não oncológica em adultos mais velhos (idade média de 60-73 anos). A incidência de obstipação é menor com a buprenorfina do que com a morfina [73]. Deve ser introduzido um laxante desde o início do tratamento com opiáceos, para além das regras habituais de higiene alimentar [74];

- As náuseas e os vómitos não são sistemáticos e desaparecem geralmente após alguns dias de tratamento. A frequência das náuseas e dos vómitos é menor com a buprenorfina do que com a morfina [73]. Os doentes podem ser aliviados com haloperidol ou metoclopramida [63].

- Sonolência, que é frequentemente agravada pela co-prescrição de outros psicotrópicos potencialmente sedativos, exigindo o ajustamento da dosagem destes últimos. Se isto ocorrer durante o tratamento, a função renal deve ser verificada.

[62] ;

- Retenção de urina, que é ainda mais provável se o doente tiver um adenoma da próstata ou uma impactação fecal;

- confusão, alucinações: se as recomendações para a prescrição na velhice forem seguidas, estes fenómenos não são tão frequentes. Antes de atribuir o problema a um opiáceo, é necessário excluir outra causa: globo vesical, perturbações iónicas, desidratação, e não esquecer que a dor não aliviada é também uma causa de confusão [75];

- quedas [76].

6.3.4. Controlo

Em caso de tratamento prolongado, a função renal deve ser monitorizada regularmente, quer por rotina, quer em caso de problemas (por exemplo, o aparecimento de sonolência durante o tratamento). A depressão respiratória não é de recear se as regras de prescrição forem respeitadas. Será sempre precedida de problemas de vigilância aquando da utilização de opióides orais, subcutâneos ou transdérmicos. O tratamento com opiáceos é, portanto, monitorizado através do controlo do estado de alerta e da frequência respiratória (FR). Se a FR for igual ou inferior a 8, deve ser utilizado o antídoto, a naloxona. Uma frequência respiratória entre 8 e 10 requer uma monitorização mais apertada, estimulação e suspensão do opiáceo se este for administrado continuamente até voltar a 12 ou mais [77].

6.3.5. Rotação de opiáceos

A mudança de opiáceos é uma estratégia terapêutica que visa substituir um opiáceo forte por outro, ou alterar a forma galénica ou a via de administração, com vista a melhorar a relação benefício/risco e a qualidade de vida (quadro III) [78, 79].

Quadro III: Equivalências analgésicas relativas dos opiáceos fortes [78, 79].

Type de rotation	Ratio relatif [1]
Morphine orale à hydromorphone oral	5 : 1
Morphine orale à oxycodone oral	2 : 1
Oxycodone oral à morphine orale	1 : 1.5
Morphine orale à fentanyl transdermique	Se référer aux données du fabricant
Morphine sous-cutanée à fentanyl sous-cutané	70 : 1
Morphine orale à méthadone orale	5 : 1 à 10 :1 voir d'avantage selon le dosage initial

Indicações de que é necessária uma mudança de opiáceos:

• analgesia inadequada apesar do aumento da dose ;

-o aparecimento de efeitos secundários incómodos no início do tratamento ou quando a dose é aumentada -a dosagem não controlada por tratamentos sintomáticos [62].

Um grupo de peritos emitiu recentemente uma série de recomendações destinadas a reduzir os riscos de sobredosagem associados à rotação [80].

✓A etapa 1 envolve o cálculo da dose diária equianalgésica do novo opióide.

✓A etapa 2 implica uma redução automática da dose de 25% a 50%, consoante as caraterísticas do doente e do opióide escolhido. Esta segunda etapa é justificada pelo facto de as doses equianalgésicas actuais subestimarem a verdadeira potência do novo opióide, devido a variações individuais e ao impacto da tolerância cruzada incompleta durante o tratamento crónico com opióides. Por exemplo, será aplicada uma redução elevada a um doente idoso, a um doente não caucasiano mais sensível aos opiáceos, que esteja a tomar doses elevadas de um opiáceo no momento da rotação ou com insuficiência renal. Será aplicada uma redução menor a um doente que esteja a receber tratamento com opiáceos há pouco tempo e/ou com uma dose baixa.

Há duas excepções à fase 2. No caso da rotação para a metadona, a redução é de 75-90%. No caso da passagem para o fentanil transdérmico, não é necessária qualquer redução, uma vez que os equivalentes analgésicos propostos pela indústria farmacêutica incluem, à partida, um fator de segurança. A etapa 3 consiste em ajustar a dose calculada na etapa 2, avaliando a intensidade da dor e outros factores médicos e psicossociais susceptíveis de influenciar a probabilidade de uma resposta analgésica satisfatória e/ou a ocorrência de efeitos secundários. Embora na maioria dos casos esta terceira etapa não resulte em qualquer alteração da dose previamente calculada, pode, nalguns casos, sugerir uma redução ou um aumento da dose de 15 a 30%. Por exemplo, pode ser apropriado cancelar a redução de 25% na etapa 2 num doente com dores fortes. Por outro lado, pode justificar-se a aplicação de uma redução adicional da dose num doente sem dor, multi-medicado e com um estado confusional agudo.Estas recomendações destinam-se a reduzir o risco de sobredosagem associado à rotação de opiáceos. Estas recomendações destinam-se a reduzir o risco de sobredosagem associado à rotação de opiáceos e não garantem que a dose inicial do novo opiáceo seja adequada. Por conseguinte, é essencial considerar uma fase 4, que corresponde à monitorização diária do doente até se obter um alívio satisfatório da dor, por telefone, por exemplo, se o doente estiver no domicílio ou num hospital de longa permanência. Podem ser prescritas doses de reserva de curta duração, equivalentes a 5-15% da dose diária, para compensar uma dosagem inadequada. A soma das doses de reserva utilizadas durante 24 horas e do tratamento de base dá a nova dose diária.

6.4. Co-analgésicos ou analgésicos adjuvantes

Os analgésicos adjuvantes foram definidos como medicamentos cuja indicação principal não é o tratamento da dor, mas que possuem propriedades analgésicas em determinadas condições [81]. O termo "adjuvante" significa que estes fármacos são normalmente utilizados em combinação com analgésicos para aumentar a sua eficácia. No entanto, o termo "adjuvante" foi recentemente posto em causa porque a indicação principal de alguns destes medicamentos é o tratamento da dor e muitos são eficazes quando utilizados isoladamente [82].

6.4.1. Antidepressivos

a- Antidepressivos tricíclicos

A eficácia analgésica dos antidepressivos tricíclicos foi estabelecida para vários tipos de dor frequentemente encontrados em doentes idosos (por exemplo, nevralgia pós-herpética, neuropatia diabética). Infelizmente, a utilização destes agentes em doentes idosos é limitada por numerosos efeitos adversos, incluindo efeitos anticolinérgicos (boca seca, obstipação, visão turva, retenção urinária), alterações cognitivas (estado confusional agudo, perturbações da memória), toxicidade cardiovascular (hipotensão ortostática, taquicardia) e um risco acrescido de quedas e fracturas [83]. As aminas secundárias (nortriptilina, desipramina) parecem ter uma eficácia analgésica semelhante à das aminas terciárias (amitriptilina, imipramina, doxepina) e são mais bem toleradas em doentes idosos [84], o que as torna uma melhor escolha se for utilizado um antidepressivo tricíclico. A semi-vida de eliminação dos antidepressivos tricíclicos aumenta 3 a 4 vezes nos doentes idosos devido a alterações no metabolismo hepático (oxidação). A fração livre está também aumentada na presença de hipoalbuminemia, comum em doentes idosos, o que pode ter repercussões clínicas dada a sua elevada taxa de ligação às proteínas (90-98%). Por todas estas razões, o uso de antidepressivos tricíclicos deve ser evitado em pacientes idosos, e reservado para aqueles que não respondem a outros analgésicos adjuvantes com melhor perfil de efeitos adversos [54].

b- **Inibidores da recaptação da serotonina e da noradrenalina**

A venlafaxina e a duloxetina demonstraram ser eficazes no tratamento da dor neuropática. Existem mais dados que apoiam a eficácia da duloxetina, que também pode aliviar a dor e melhorar a cognição em doentes idosos que sofrem de depressão major [85, 86], com um efeito analgésico presente em doses inferiores às doses de antidepressivos [86].

A venlafaxina e a duloxetina são geralmente bem toleradas em doentes idosos, sem necessidade de redução da dose [85, 87]. Por conseguinte, representam uma boa alternativa aos antidepressivos tricíclicos para os doentes idosos com dor neuropática e/ou depressão concomitante.

A eliminação da duloxetina é ligeiramente reduzida com a idade, enquanto os níveis de venlafaxina são ligeiramente mais elevados em doentes idosos [88]. No entanto, ao prescrever a duloxetina ou a venlafaxina, deve prestar-se atenção às interações medicamentosas farmacocinéticas que envolvem o citocromo CYP2D6, do qual a duloxetina é um inibidor moderado e a venlafaxina um inibidor fraco.

*c-*Inibidores selectivos da recaptação da serotonina (SSRI)

São geralmente recomendados para doentes idosos com depressão devido à sua baixa incidência de efeitos adversos. O citalopram oferece a vantagem de um menor risco de interações farmacocinéticas devido à sua inibição mínima do CYP450. Embora a sua eliminação seja reduzida em indivíduos idosos, são geralmente bem tolerados [78, 79, 83]. No entanto, a sua eficácia analgésica não foi claramente demonstrada.

A fluoxetina deve ser evitada, uma vez que está frequentemente associada a efeitos adversos devido à longa semi-vida do composto principal e do seu metabolito ativo (norfluoxetina) (2 e 7 dias, respetivamente) [83]. A utilização de antidepressivos (especialmente os SSRI) tem sido repetidamente associada a um risco acrescido de quedas. As estratégias de prevenção de quedas devem ser sempre utilizadas quando um antidepressivo é prescrito a um paciente idoso [89].

6.4.2. Anticonvulsivantes

Devido à sua eficácia analgésica para vários tipos de dor neuropática, à sua boa tolerabilidade e à ausência de interações medicamentosas farmacocinéticas, a gabapentina e a pregabalina são geralmente recomendadas como tratamentos de primeira linha para a dor neuropática, especialmente em doentes idosos com múltiplas comorbilidades e polimedicação [90, 91]. A pregabalina parece ser tão eficaz em doentes idosos como em doentes mais jovens [92] e é bem tolerada. [92] e é bem tolerada [93]. Os efeitos secundários mais frequentes incluem sonolência, tonturas, perturbações da marcha e edema periférico. Estes sintomas desaparecem por vezes espontaneamente após alguns dias e podem ser evitados utilizando pequenas doses iniciais e aumentando a dose lentamente, enquanto se monitoriza de perto a ocorrência de efeitos indesejáveis [83].

Devido à sua eliminação renal e à diminuição frequente da função renal nos doentes idosos, estes respondem frequentemente a doses inferiores às doses terapêuticas habituais e raramente toleram um aumento da dose máxima. Foram observadas concentrações plasmáticas mais elevadas de pregabalina em indivíduos idosos [94]. Embora vários outros anticonvulsivantes tenham demonstrado ser eficazes para a dor neuropática, a ocorrência frequente de efeitos adversos, especialmente com a fenitoína e a carbamazepina, limita a sua utilização. Por conseguinte, devem ser restringidos ao tratamento da dor neuropática refractária a analgésicos mais bem tolerados.

6.4.3. Regras gerais de utilização

No caso dos tratamentos sistémicos, a titulação é necessária devido à grande variabilidade interindividual e à tolerância frequentemente fraca destes medicamentos na velhice, nomeadamente em termos cognitivos. É habitual começar com as doses mais baixas, independentemente do composto escolhido, aumentar progressivamente a dose por etapas que variam em função do tempo de ação do produto, em função da eficácia e da tolerância, e seguidamente controlar regularmente a tolerância uma vez atingida a eficácia [95]. No entanto, consoante os compostos em causa, o início da sua ação pode ser retardado de vários dias a várias semanas e a sua eficácia sobre os diferentes sintomas de dor descritos pode variar. O tratamento deve então ser interrompido gradualmente, para evitar uma retirada abrupta.

7.CONCLUSÃO

Em cerca de 70% dos casos, a dor oncológica no idoso pode estar relacionada com a própria doença, com o seu tratamento ou com os cuidados associados a esta doença oncológica, ou ainda com qualquer outra co-morbilidade, que é comum nesta população idosa. O tratamento destes doentes é sempre abrangente, combinando medidas gerais com terapêuticas específicas medicamentosas e não medicamentosas.

Em todos os casos, em função do nível de cuidados desejado pelo doente e apoiado pela avaliação geriátrica, o tratamento específico do cancro continua a ser o tratamento de referência para as dores relacionadas com a própria doença.

Este tratamento oncológico pode ser encarado quer como uma cura, quer como um tratamento sintomático, reavaliando regularmente os benefícios sintomáticos e funcionais do doente em termos de alívio da dor, bem como os efeitos indesejáveis destes tratamentos. Estes tratamentos específicos contra o cancro são variados e podem ser medicamentosos (quimioterapia, imunoterapia ou outra terapia dirigida), físicos (radioterapia) ou cirúrgicos. Se o tratamento etiológico não for adequado no tratamento do doente ou, em todo o caso, para completar o efeito analgésico deste último, serão indicados os três níveis de analgésicos da OMS. A sua prescrição, puramente sintomática, baseia-se, em oncogeriatria, nas mesmas regras que para qualquer outro doente.

Estes analgésicos serão, portanto, administrados começando pelo nível 1 (paracetamol) e, em caso de ineficácia, passando facilmente para os analgésicos de nível 3 (tratamentos opióides).

Num contexto oncológico, e sobretudo quando a dor a tratar está relacionada com a doença tumoral, há muito pouco lugar para analgésicos de nível 2, com a possível exceção da buprenorfina. O papel da buprenorfina nos doentes idosos reside no seu metabolismo puramente hepático, o que faz dela o fármaco de eleição nos casos em que a dor está relacionada com a doença tumoral. insuficiência renal. Os princípios de prescrição dos medicamentos de nível 3 baseiam-se na titulação, o que significa encontrar a dose mínima eficaz de acordo com a fórmula "começar baixo, ir devagar". Para o conseguir, começar com doses muito baixas (geralmente ½ mas até ¼ da dose recomendada em adultos jovens), não mais de 6 vezes por dia. Embora a morfina continue a ser o medicamento de eleição, pode ser substituída por outro opióide em certos casos.

Esta rotação pode ser justificada por certas caraterísticas da dor (oxicodona reconhecida na dor mista nociceptiva/neuropática), ou em casos de insuficiência orgânica (fentanil indicado na insuficiência renal), ou para escolher uma via de administração mais adequada (adesivo de fentanil), ou para obter uma maior potência analgésica (hidromorfona) em casos raros de doentes idosos com doses mínimas efectivas elevadas. Do mesmo modo, a via de administração preferencial continua a ser a via oral, que pode ser substituída por vias parentéricas (iv ou sc), transcutâneas ou transmucosas quando o contexto clínico assim o exigir. O tratamento medicamentoso da dor neuropática é idêntico ao dos doentes jovens, mas com doses adaptadas em função da função renal e hepática.

Os fármacos de referência recomendados como tratamento de primeira linha continuam a ser os antiepilépticos (gabapentina, pregabalina), seguidos dos antidepressivos tricíclicos, que nem sempre são bem tolerados, nomeadamente do ponto de vista neuropsicológico, nos doentes idosos.No contexto da oncogeriatria, os corticosteróides são obviamente uma parte essencial desta estratégia analgésica, na hipótese de controlo do componente inflamatório da dor. De facto, as meta-análises mais recentes não permitem concluir que os corticosteróides tenham um efeito analgésico puro com um bom nível de evidência, mas a indicação para os corticosteróides continua a ser reconhecida, nomeadamente no caso da dor neuropática por compressão (da medula espinhal ou dos nervos periféricos) ou das cefaleias por hipertensão intracraniana, bem como o seu efeito estimulante e orexígeno global, que influencia indiretamente a resposta ao restante tratamento analgésico.Também devemos mencionar o papel específico dos fármacos anti-osteoclásticos, como os bisfosfonatos, no tratamento e prevenção da dor óssea causada por metástases. Estes fármacos não têm um efeito imediato, mas existe evidência na literatura de um real benefício a médio prazo, justificando a sua utilização quer para fins analgésicos quer para retardar o aparecimento da dor óssea. A utilização do óxido nitroso (MEOPA), incluindo em doentes idosos, é bem reconhecida no contexto da dor durante o tratamento ou outros procedimentos invasivos. Por exemplo, esta técnica permite realizar tratamentos complexos e hiperalgésicos de feridas em condições de conforto muito mais aceitáveis para o doente, evitando a necessidade de recorrer a doses excessivas de opiáceos de reserva. Numa perspetiva mais técnica, o doente oncológico idoso pode também ser um bom candidato a técnicas cirúrgicas (vertebroplastia, cementoplastia), técnicas radio-intervencionistas ou eventualmente bloqueios anestésicos loco-regionais, dependendo da avaliação geriátrica global e da reflexão prognóstica prévia, para lesões específicas e com o objetivo de benefício funcional.

As indicações para estas técnicas devem ser avaliadas caso a caso, num espírito colegial e sobretudo interdisciplinar. Nalguns casos, pode ser necessário combinar tratamentos puramente analgésicos com ansiolíticos para controlar mais completamente este sintoma. Apesar dos seus efeitos secundários e do seu potencial impacto no estado de alerta, as benzodiazepinas continuam a ser a classe de medicamentos de eleição nestes casos. O método preferido é escolher o composto em função da sua semi-vida (6-12 horas: Alprazolam; 10-20 horas: Lorazepam) e adaptar a dose e a frequência de administração ao estado cognitivo e à insuficiência orgânica do doente.

Esta abordagem multimodal permite frequentemente evitar aumentos arriscados das doses de medicamentos nesta população vulnerável. Poucos estudos foram efectuados especificamente com idosos, como a neuroestimulação transcutânea e a psicoterapia (nomeadamente as terapias cognitivo-comportamentais, cujos benefícios se revelaram mais importantes com a terapia de grupo do que com a terapia individual). A eficácia da hipnose foi demonstrada em idosos, mas com uma pontuação Mini Mental de 25. Por fim, a multiplicidade das causas desta dor e dos meios disponíveis para a gerir não deve interferir com uma abordagem diagnóstica e terapêutica rigorosa. Assim, a necessidade de conhecer o manuseamento preciso e seguro dos analgésicos ou de outras moléculas associadas, que podem perfeitamente ser propostas a estes doentes vulneráveis, é primordial, e deve ser sempre acompanhada de uma vontade de associar o pensamento e as competências multidisciplinares, com o objetivo de proporcionar alívio e de preservar um nível de funcionalidade e de qualidade de vida aceitável para o doente.

REFERÊNCIAS

1. Landi F, Onder G, Cesari M, et al. Pain management in frail, community-living elderly patients. Arch Int Med 2001; 161:2721-2724.

2. Federman AD, Litke A, Morrison RS. Association of age with analgesic use for back and joint disorders in outpatient settings. Am J Geriatr Pharmacother 2006; 4: 306-315.

3. Hwang U, Richardson LD, Sonuyi TO, Morrison RS. The effect of emergency department crowding on the management of pain in older adults with hip fracture. Amer Geriatr Soc 2006; 54: 270-275.

4. Morrison RS, Siu AL. A comparison of pain and its treatment in advanced dementia in cognitively intact patients with hip fracture. J Pain Sympt Manag 2000; 19:240-248.

5. Won A, Lapane K, Gambassi G, Bernabei R, Mor V, Lipsitz LA. Correlatos e gestão da dor não maligna no lar de idosos. J Amer Geriatr Soc 1999; 47: 936-942.

6. Boerlage AA, van Dijk M, Stronks DL et al. Prevalência e caraterísticas da dor em três lares residenciais holandeses. Eur J Pain 2008; 12: 910-916.

7. Bosley BN, Weiner DK, Rudy TE, Granieri E. Is chronic non-malignant pain associated with decreased appetite in older adults? Preliminary evidence. J Am Geriatr Soc 2004; 52:247.

8. Rudy TE, Weiner DK, Lieber SJ, et al. The impact of chronic low back pain on older adults: a comparative study of patients and controls. Pain 2007; 131:293.

9. Blyth FM, Rochat S, Cumming RG, et al. Dor, fragilidade e comorbilidade

em homens idosos: o estudo CHAMP. Pain 2008; 140:224.

10. Painel da Sociedade Americana de Geriatria sobre Gestão Farmacológica da Dor Persistente em Pessoas Idosas. Pharmacological management of persistent pain in older persons (Gestão farmacológica da dor persistente em idosos). J Am Geriatr Soc 2009; 57:1331.

11. Weiner DK, Sakamoto S, Perera S, Breuer P. Chronic low back pain in older adults: prevalence, reliability, and validity of physical examination findings. J Am Geriatr Soc 2006; 54:11.

12. Culberson JW, Ziska M. Prescription drug misuse/abuse in the elderly (Uso indevido/abuso de medicamentos de prescrição nos idosos). Geriatria 2008; 63:22.

13. Baker KR, Nelson ME, Felson DT, et al. The efficacy of home based progressive strength training in older adults with knee osteoarthritis: a randomized controlled trial (A eficácia do treino de força progressiva em casa para adultos mais velhos com osteoartrite do joelho: um ensaio aleatório controlado). J Rheumatol 2001;28:1655.

14. Weiner D, Karp J, Bernstein C, Morone N. Medicina da Dor em Adultos Idosos: Como deve ser diferente? In: Tratamento abrangente da dor crônica por abordagens médicas, intervencionistas e comportamentais, Deer T, Ray A, Gordin V (Eds), Springer, 2012.

15. Hicks GE, Morone N, Weiner DK. Doença degenerativa do disco lombar e das facetas em adultos mais velhos: prevalência e correlações clínicas. Spine 2009; 34:1301.

16. Resnick NM, Marcantonio ER. Como é que os cuidados clínicos com os idosos devem ser diferentes? Lancet 1997; 350:1157.

17. Weiner DK. Office management of chronic pain in the elderly. Am J Med

2007; 120:306.

18. Shi S, Mörike K, Klotz U. The clinical implications of ageing for rational drug therapy. Eur J Clin Pharmacol 2008; 64:183-199.

19. Hammerlein A, Derendorf H, Lowenthal DT. Alterações farmacocinéticas e farmacodinâmicas no idoso: Implicações clínicas. Clin Pharmacokin 1998; 35:49-64.

20. Tumer N, Scarpace PJ, Lowenthal DT. Farmacologia geriátrica: considerações básicas e clínicas. Annu Rev Pharmacol Toxicol 1992; 32: 271-302.

21. Montamat SC, Cusack BJ, Vestal RE Gestão da terapêutica medicamentosa nos idosos. N Engl J Med 1989; 321:303-309.

22. Kinirons MT, Crome P. Clinical pharmacokinetics considerations in the elderly: Uma atualização, Clin Pharmacokin 1997; 33:302-312.

23. Paolisso G, Gambardella A, Balbi V, Ammendola S, D'Amore A, Varrichio M. Body composition, body fat distribution, and resting metabolic rate in healthy centenarians. Amer J Clin Nut 1995; 62:746-750.

24. Grandison MK, Boudinot FD. Age-related changes in protein binding of drugs: implications for therapy, Clin Pharmacokin 2000; 38:271-290.

25. Butler JM, Begg EJ. Depuração metabólica de fármacos livres em pessoas idosas. Clin Pharmacokinet 2008; 47:297-321.

26. Schmucker DL. Função hepática e metabolismo de drogas de fase I em idosos: um paradoxo. Drugs Aging 2001; 18:837-851.

27. Mallet L. Age-related changes in renal function and clinical implications for drug therapy. J Geriatr Drug Ther 1991; 5:5-29.

28. Cockcroft DW, Gault MH. Previsão da depuração da creatinina a partir da creatinina sérica. Nephron 1976; 16:31-41.

29. Nolan L, O'Malley K. Prescribing for the elderly. Parte I: Sensibilidade dos idosos a reacções adversas a medicamentos. J Amer Geriatr Soc 1988; 32:142-149.

30. Weiner DK, Herr K. Comprehensive Assessment and Interdisciplinary Treatment Planning: Uma visão geral integrativa. In: Persistent Pain in Older Adults: An Interdisciplinary Guide for Treatment, Weiner DK, Herr K, Rudy T (Eds), Springer Publishing Company, New York 2002. p.18.

31. Abdulla A, Adams N, Bone M, Elliott AM, Gaffin J, Jones D,et al. Orientação sobre a gestão da dor em pessoas idosas.Age Ageing 2013;42:57.

32. Rapo-Pylkkö S, Haanpää M, Liira H. Neuropathic pain among community-dwelling older people: a clini-cal study in Finland. Drugs Aging 2015;32:737-42.

33. Dor neuropática crónica: diagnóstico, avaliação e tratamento em medicina ambulatória. Recomendações para a prática clínica da Société franc,aise d'étudeet traitement de la douleur (SFETD). Doul Eval Diagn Traite-ment 2010;11:3-21.

34. Lutgendorf SK, Lang EV, Berbaum KS, Russell D, Berbaum ML, Logan H, et al. Effects of age on res-ponsiveness to adjunct hypnotic analgesia during inva-sive medical procedures. Psychosom Med 2007;69:191-9.

35. Ardigo S, Herrmann FR, Moret V, Déramé L, Giannelli S, Gold G,et al. Hypnosis can reduce pain in hospitalized older patients:a randomized controlled study. BMC Geriatr 2016;16(1):14.

36. Niknejad B, Bolier R, Henderson CR Jr, et al. Association Between Psychological Interventions and Chronic Pain Outcomes in Older Adults: Uma

Revisão Sistemática e Meta-análise. JAMA Intern Med 2018; 178: 830.

37. Qaseem A, Wilt TJ, McLean RM, et al. Tratamentos não invasivos para dor lombar aguda, subaguda e crônica: uma diretriz de prática clínica do American College of Physicians. Ann Intern Med 2017; 166: 514.

38. Morone NE, Greco CM, Moore CG, et al. Um programa mente-corpo para adultos mais velhos com dor lombar crônica: um ensaio clínico randomizado. JAMA Intern Med 2016; 176: 329.

39. Jarrell JF, Vilos GA, Allaire C, Burgess S, Fortin C, Gerwin R et al. Consenso de peritos multidisciplinares em dor e geriatria: utilização de analgésicos na gestão da dor nos idosos (excluindo a anestesia). J Obstet Gynaecol Can. 2018 ;40 (11):788-836.

40. Lussier D. AGS guidelines on persistent pain in older persons:lack of specific pharmacotherapeutic recommendations. J Am Geriatr Soc 2003;51(6):883-4.

41. http://www.ansm.sante.fr/.

42. da Costa BR, Reichenbach S, Keller N, Nartey L, Wandel S, JüniP, et al. Eficácia dos anti-inflamatórios não esteróides para o tratamento da dor na osteoartrite do joelho e da anca: uma meta-análise em rede. Lancet 2016;387(10033):2093-105.

43. Machado GC, Maher CG, Ferreira PH, Pinheiro MB, Lin CW,Day RO, et al. Eficácia e segurança do paracetamol para dor na coluna e osteoartrite: revisão sistemática e meta-análise de ensaios clínicos aleatórios controlados por placebo. BMJ 2015;350:1225.

44. Roberts E, Delgado Nunes V, Buckner S, Latchem S,Constanti M, Miller P, et al. Paracetamol: not as safe as we thought? Uma revisão sistemática da literatura de estudos observacionais. Ann Rheum Dis 2016;75(3):552-9.

45. A dor e os idosos. Instituto da Dor da UPSA. Edição de 2010

46. Benson GD, Koff RS, Tolman KG. The therapeutic use of acetaminophen in patients with liver disease. Am J Ther2005;12(2):133-41.

47. Parra D, Beckey NP, Stevens GR. The effect of acetaminophen on the international normalized ratio in patients stabilized on warfarin therapy. Pharmacotherapy 2007;27(5):675-83.

48. Painel da Sociedade Americana de Geriatria sobre Gestão Farmacológica da Dor Persistente em Pessoas Idosas. Pharmacological management of persistent pain in older persons (Gestão farmacológica da dor persistente em idosos). J Am Geriatr Soc 2009;57(8):1331-46.

49. Gloth FM 3º. Gestão farmacológica da dor persistente em pessoas idosas: foco em opióides e não opióides. J Pain 2011; 12:S14.

50. Scheiman JM, Hindley CE. Strategies to optimize treatment with NSAIDs in patients at risk for gastrointestinal and cardiovascular adverse events (Estratégias para otimizar o tratamento com AINEs em pacientes com risco de eventos adversos gastrointestinais e cardiovasculares). Clin Ther 2010; 32:667.

51. Moore RA, Derry S, Phillips CJ, et al. Anti-inflamatórios não esteróides (AINEs), inibidores selectivos da ciclo-oxigenase-2 (coxibs) e danos gastrointestinais: revisão dos ensaios clínicos e da prática clínica. BMC Musculoskeletal Disord2006;7:79.

52. Coxib and traditional NSAID Trialists' (CNT) Collaboration, Bhala N, Emberson J, et al. Vascular and upper gastrointestinal effects of non-steroidal anti-inflammatory drugs: meta- analyses of individual participant data from randomised trials. Lancet 2013; 382:769.

53. Pickering G. Analgesic use in the older person. Curr OpinSupport Palliat

Care 2012;6(2):207- 12.

54. Painel da AGS sobre Gestão Farmacológica da Dor Persistente em Pessoas Idosas. Pharmacological management of persistent pain in older persons (Gestão farmacológica da dor persistente em idosos). J Am Geriatr Soc 2009; 57:1331-46.

55. Rodger K, Greasley-Adams C, Hodge Z, Reynish E. Opinião de especialistas sobre o manejo da dor em pacientes idosos hospitalizados com comprometimento cognitivo: uma análise de métodos mistos de uma pesquisa nacional. BMC Geriatr 2015;15:56.

56. Bertin P, Becquemont L, Corruble E, Derumeaux G, Falissard B,Hanon O, et al. A gestão terapêutica da dor crónica em doentes de cuidados ambulatórios com 65 anos ou mais em França: a Coorte SAGES. Dados de base. J Nutr Health Aging 2013;17(8):681-6.

57. Clot-Faybesse P, et al. Consumo de analgésicos em lares de idosos: estudo observacional sobre 99 lares de idosos. Geriatr Psychol Neuropsychiatr Vieil 2017;15(1):25-34.

58. Utilização de opióides fortes na dor crónica não oncológica em adultos - Recomendações de boas práticas clínicas por consenso formalizado. SFETD; 2016.

59. Likar R, Wittels M, Molnar M, Kager I, Ziervogel G, Sittl R. Propriedades farmacocinéticas e farmacodinâmicas do tramadol IR e SR em doentes idosos: Um estudo prospetivo, controlado por grupo etário. Clin Ther 2006; 28: 2022-2039.

60. Beaulieu AD, Peloso PM, Haraoui B, et al. O tramadol de libertação controlada, uma vez por dia, e o diclofenac de libertação sustentada aliviam a dor crónica causada pela osteoartrite: um ensaio aleatório controlado. Pain Res

Manag 2008; 13:103-110.

61. Pergolizzi J, Böger RH, Budd K, et al. Opióides e gestão da dor crónica grave nos idosos: Consensus statement of an International Expert Panel with focus on the six clinically most often used World Health Organization step III opioids (buprenorphine, fentanyl, hydromorphone, methadone, morphine, oxycodone). Pain Pract 2008; 8:287-313.

62. Guerriero F. Guidance on opioids prescribing for the mana-gement of persistent non-cancer pain in older adults. WorldJ Clin Cases 2017;5(3):73-81.

63. Caraceni A, Hanks G, Kaasa S, Bennett MI, Brunelli C, Cherny N, et al. Utilização de analgésicos opiáceos no tratamento da dor oncológica: recomendações baseadas em provas da EAPC, 2012. Lancet Oncol 2012;13(2):e58-68.

64. Moisset X, Trouvin AP, Tran VT, et al. Utilização de opióides fortes na dor crónica não oncológica em adultos. Recomendações francesas para boas práticas clínicas por consenso formalizado (SFETD). Presse Med 2016;45:447-62.

65. Naples GJ, Gellad WF, Hanion JT. Managing painin older adults: the role of Opioid Analgesics.ClinGeratrMed 016;32(4):725-35.

66. King S, Forbes K, Hanks GW, et al. Uma revisão sistemática da utilização de medicamentos opiáceos para pessoas com dor oncológica moderada a grave e insuficiência renal: um projeto de orientações sobre opiáceos da European Palliative Care Research Collaborative. Palliat Med 2011; 25:525.

67. Arnstein P. Balancing analgesic efficacy with safety concerns in the older patient. Pain Manag Nurs 2010; 11:S11.

68. Heiskanen T, Mätzke S, Haakana S, et al. Transdermal fentanyl in cachectic cancer patients. Pain 2009; 144:218.

69. Vadivelu N, Hines RL. Gestão da dor crónica nos idosos: foco na buprenorfina transdérmica. Clin Interv Aging 2008; 3:421.

70. Payne R. Farmacoterapia com opiáceos. In: Berger AM, Portenoy RK, Weissman DE, editores. Principles and Practice of Palliative Care and Supportive Oncology, 2ª edição, Philadelphia: Lippincott Williams & Wilkins, 2002, 68-83.

71. Dosa DM, Dore DD, Mor V, Teno JM. Frequency of long-acting opioid analgesic initiation in opioid-naive nursing home residents. J Pain Symptom Manage 2009; 38:515.

72. Gupta DK, Avram MJ. Rational opioid dosing in the elderly: dose e intervalo de dosagem ao iniciar a terapia opióide. Clin Pharmacol Ther 2012; 91:339.

73. Walsh SL, Preston KL, Stitzer ML, et al. Clinical pharmacology of buprenorphine: ceiling effects at high doses. Clin Pharmacol Ther 1994; 55:569.

74. Papaleontiou M, Henderson CR Jr, Turner BJ, et al. Outcomes associated with opioid use in the treatment of chronic noncancer pain in older adults: a systematic review and meta-analysis. J Am Geriatr Soc 2010; 58:1353.

75. Vella-Brincat J, Macleod AD. Adverse effects of opioids on the central nervous systems of palliative care patients (Efeitos adversos dos opióides no sistema nervoso central de pacientes em cuidados paliativos). J Pain Palliat Care Pharmacother 2007; 21:15.

76. Weiner DK, Hanlon JT, Studenski SA. Effects of central nervous system polypharmacy on falls liability in community-dwelling elderly. Gerontologia 1998; 44:217.

77. Zutler M, Holty JE. Opioids, sleep, and sleep-disordered breathing

(Opióides, sono e distúrbios respiratórios do sono). Curr Pharm Des 2011; 17:1443.

78. Mercadante S, Caraceni A. Índices de conversão para a troca de opiáceos no tratamento da dor oncológica: uma revisão sistemática. Palliat Med 2011; 25: 504-515

79. Knotkova H, Fine PG, Portenoy RK. Rotação de opióides: A ciência e as limitações da tabela de doses equianalgésicas. J Pain Symptom Manage 2009; 38: 426-439

80. Fine PG, Portenoy RK: Para o painel de peritos ad hoc sobre a revisão de provas e orientações para a rotação de opiáceos. Estabelecer "Melhores práticas" para a rotação de opiáceos: Conclusões de um painel de peritos. J Pain Symptom Manage 2009; 38: 418-424

81. Lussier D, Portenoy RK. Analgésicos adjuvantes no tratamento da dor. In: Doyle D, Hanks G, Cherny N, et al, eds. Oxford Textbook of Palliative Medicine, Terceira Edição. Oxford, Inglaterra: Oxford University Press, 2003; 349-377.

82. Lussier D, Beaulieu P. Para uma taxonomia racional dos fármacos analgésicos. In: Beaulieu P, Lussier D, Porreca F, Dickenson AH, eds. Pharmacology of Pain. Seattle: IASP Press, 2010, 27 40.

83. Lotrich FE, Pollock BG. Envelhecimento e farmacologia clínica: implicações para os antidepressivos. J Clin Pharmacol 2005; 45: 1106-1122.

84. Pickering G, Marcoux M, Chapiro S, David L, Rat P, Michel M, et al. Um algoritmo para a gestão da dor neuropática em pessoas idosas. Drugs Aging 2016;33:575-83.

85. Raskin J, Wiltse CG, Siegal A, et al. Efficacy of duloxetine on cognition, depression, and pain in elderly patients with major depressive disorder: an 8-

week, double-blind, placebo- controlled trial. Am J Psychiatr 2007;164:900-909.

86. Raskin J, Xu JY, Kadasz DK. Time to response for duloxetine 60 mg once daily versus placebo in elderly patients with major depressive disorder. Intern Psychogeriatr 2007; 20:309-327.

87. Wasan AD, Ossanna MJ, Raskin J, et al. Segurança e eficácia da duloxetina no tratamento da dor neuropática periférica diabética em doentes idosos. Curr Drug Saf 2009; 4:22-29.

88. Skinner MH, Kuan HY, Skerjanec A, et al. Effect of age on the pharmacokinetics of duloxetine in women (Efeito da idade na farmacocinética da duloxetina em mulheres). Br J Clin Pharmacol 2004; 57:54-61.

89. Kerse N, Flicker L, Pfaff JJ, et al. Quedas, depressão e antidepressivos na velhice: uma avaliação alargada dos cuidados primários. PLoS ONE 2008; 3:e2423.

90. Gore M, Sadosky A, Leslie D, Sheehan AH. Seleção de um medicamento adequado para o tratamento da dor neuropática em doentes com diabetes: um estudo utilizando as bases de dados Mediplus do Reino Unido e da Alemanha. Pain Pract 2008; 8:253-262.

91. Wehling M. Multimorbilidade e polifarmácia: como reduzir a carga nociva de medicamentos e, ao mesmo tempo, adicionar os medicamentos necessários aos idosos? Proposta de uma nova classificação de medicamentos: fit for the aged. J Am Geriatr Soc 2009; 57:560-561.

92. Sharma U, McCarberg W, Young JH, LaMoreaux L. Pregabalin treatment for neuropathic pain: efficacy and tolerability in older people. J Pain 2005; 3(Suppl. 1):S29.

93. Montgomery S, Chatamra K, Pauer L, Whalen E, Baldinetti F. Eficácia e segurança da pregabalina em pessoas idosas com perturbação de ansiedade

generalizada. Br J Psychiat 2008; 193:389-394.

94. May TW, Rambeck B, Neb R, Jürgens U. Serum concentrations of pregabalin in patients with epilepsy: the influence of dose, age, and comedication. Ther Drug Monit 2007; 29:789-794.

95. Hanon O, Jeandel C. Guia PAPA. Prescrições de medicamentos adaptadas aos idosos. PharmHosp Clin 2015;51(4):376-7.

RESUMO

Em cerca de 70% dos casos, a dor oncológica nos idosos pode estar relacionada quer com a própria doença, quer com os tratamentos ou cuidados associados a esta doença oncológica, quer ainda com qualquer outra co-morbilidade, que é comum nesta população idosa.

O tratamento destes doentes é sempre global, combinando medidas gerais com terapias específicas medicamentosas e não medicamentosas. Em todos os casos, o tratamento específico do cancro continua a ser o tratamento de referência para a dor relacionada com a própria doença.

Se o tratamento etiológico não for adequado no tratamento do doente ou, em qualquer caso, para completar o efeito analgésico deste último, serão indicados os três níveis de analgésicos da OMS. A sua prescrição, puramente sintomática, baseia-se nas mesmas regras em onco-geriatria que para qualquer outro doente.

Por fim, a multiplicidade de causas desta dor e os múltiplos meios disponíveis para a gerir não devem interferir com uma abordagem diagnóstica e terapêutica rigorosa. Assim, a necessidade de conhecer o manuseamento preciso e seguro dos analgésicos ou de outras moléculas associadas, que podem perfeitamente ser propostas a estes doentes vulneráveis, é essencial, e deve ser sempre acompanhada de uma vontade de associar o pensamento e as competências multidisciplinares, com o objetivo de proporcionar alívio e de preservar um nível aceitável de capacidades funcionais e de qualidade de vida do doente.

ÍNDICE DE CONTEÚDOS

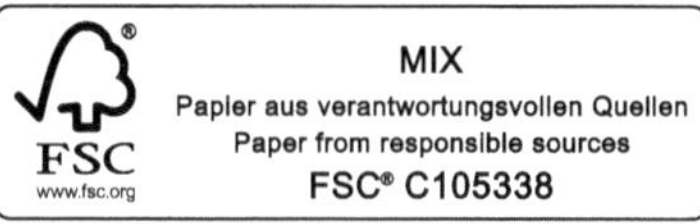

Printed by Books on Demand GmbH, Norderstedt / Germany